COUP-D'OEIL

SUR

LES RÉVOLUTIONS

DE L'HYGIÈNE.

COUP-D'ŒIL

SUR

LES RÉVOLUTIONS

DE L'HYGIÈNE,

OU

CONSIDÉRATIONS

SUR L'HISTOIRE DE CETTE SCIENCE, ET SES APPLICATIONS A LA MORALE.

Discours prononcé à l'ouverture d'un Cours d'Hygiène fait à l'Athénée royal de Paris.

Par M. le Dr. Eusèbe De Salle.

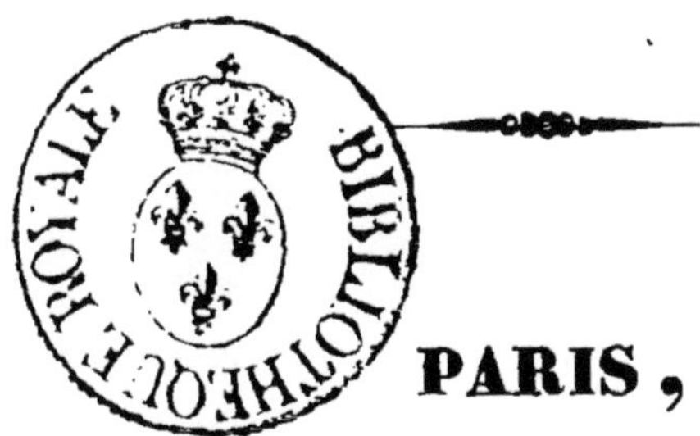

PARIS,

CHEZ GABON ET Cie, LIBRAIRES,

RUE DE L'ÉCOLE-DE-MÉDECINE, N°. 10;

ET A MONTPELLIER, CHEZ LES MÊMES LIBRAIRES.

1825.

AU CITOYEN HONORABLE,

AU PHILANTHROPE ÉCLAIRÉ

QUI FAIT L'OBJET CONSTANT DE SA SOLLICITUDE DE TOUT CE QUI PEUT CONTRIBUER A LA PROSPÉRITÉ DE SA PATRIE ET AU BIEN DE L'HUMANITÉ,

A M. LE BARON TERNAUX,

PRÉSIDENT

DE L'ATHÉNÉE ROYAL DE PARIS, etc.

HOMMAGE

D'ESTIME, DE RESPECT ET DE RECONNAISSANCE.

De la part de l'Auteur.

AVERTISSEMENT.

> Une préface est comme ces monstres qu'au temps jadis les magiciens plaçaient à l'entrée de leurs cavernes : si leur but était de donner une haute idée des trésors qu'ils gardaient, ils servaient aussi à mettre à l'épreuve le courage des chevaliers qui venaient les conquérir.
>
> OLD-PLAY.

Un peu d'encouragement de la part du public pourra me décider à imprimer la totalité du Cours dont je lui offre aujourd'hui le frontispice. Peut-être piquerai-je sa curiosité en lui racontant les circonstances qui ont d'abord appelé mon attention vers ce sujet.

Un littérateur, qui a fait des ouvrages

de science et des romans, des voyages et des mélodrames, qui a traduit lord Byron et idolâtre Walter-Scott, un homme qui a tout effleuré, qui sait un peu de tout, même de la médecine, Arétée, pour le désigner par un pseudonyme que mon ami affectionne, me fit un jour un singulier reproche.

« La médecine, qui est certainement la plus ancienne de toutes les sciences, a été jusqu'ici bien loin de la popularité des sciences morales, qui se sont évidemment formées plus tard; plus loin encore de la popularité des sciences politiques, qui, de création presque moderne, marchent à pas de géant à la conquête de toutes les nations, de toutes les classes, de tous les esprits. »

Je crus fermer la bouche à mon ami avec les argumens dès long-temps regardés comme sans réplique par les médecins, sur le danger des remèdes populaires et des livres de médecine domestique.

Arcieu n'est pas docteur : il secoua la tête et haussa les épaules. « Les vieilles erreurs, me dit-il ensuite avec vivacité, se soutiennent avec des lieux communs. Un art qui vous donne la confiance des familles, la considération du public, en un mot, qui fait votre fortune quand vous en avez le monopole, est une autorité dont vous avez de la répugnance à vous dessaisir. Vous pouvez de très-bonne foi croire que l'intérêt d'autrui est lié aussi bien que votre propre intérêt au maintien de cette autorité. Dans une situation semblable, des hommes d'autres états ont senti et raisonné précisément comme vous le faites. Ils étaient juges dans leur propre cause; vous les avez condamnés, et vous fournissez chaque jour des armes au peuple qui les dépouille. Prenez l'esprit du public désintéressé dans la question, ou plutôt qui a un intérêt directement contraire à celui du monopole, pour apprécier justement les usurpations que vous redoutez. Pourquoi ne voudriez-vous pas que les hommes espérassent trouver un médecin dans chaque famille, dans chaque individu peut-être, quand ils ont osé concevoir la pensée d'y trouver un prêtre et un roi!

» Vous avez traité d'empiriques, de

charlatans, quelques étrangers à mission douteuse qui ont heurté vos idées reçues, quelques faux frères qui ont trahi les secrets de votre association. C'étaient des soldats d'avant-poste, et j'avoue que ceux-là, s'ils sont les plus braves, ne sont pas toujours les plus prudens ou les mieux instruits; mais les libertés politique et religieuse ont été d'abord poursuivies par de pareils soldats : les gouvernemens et les prêtres les ont traités de révolutionnaires, d'hérétiques, d'impies, de perturbateurs! Qui vous assure que la médecine populaire n'a pas eu ses enthousiastes? Qui sait si elle n'aura pas ses martyrs?

» En attendant, les idées nouvelles font des prosélytes, même parmi les hommes les plus intéressés à les repousser. Ne voyez-vous pas plusieurs gros bonnets de la cohorte fourrée abandonner leur costume gothique, leurs in-folios et leur jargon pédantesque, pour des habits, un format et un langage plus à la mode? Le soin de mettre à la portée du public les parties les plus ardues de la médecine commence à n'être plus dédaigné par des docteurs à grandes places, à grands titres, à grande réputation. Les voilà sur le terrain où les charlatans s'étaient avancés en enfans perdus.

» La science n'est plus enfouie dans les ombres de ses temples; ses ministres ne professent plus à huis-clos; le public se mêle aux adeptes qui viennent écouter leurs leçons. Bien plus, Hygie trouve des autels dans les villes profanes, dans les clubs politiques, dans les réunions littéraires, et jusques dans des sociétés encore plus mondaines. Leurs desservans, aussi fidèles interprètes de la tendance du siècle pour la forme que pour le fond, empruntent les couleurs de leur langage à la palette chatoyante de l'école romantique.

» Croyez-en les conseils d'un ami : suivez de bon gré un torrent qui vous entraînerait malgré vous; faites la part aux nécessités. Vous êtes encore à temps d'acquérir par là la gloire du désintéressement et de la perspicacité; à éviter la honte de la routine, le ridicule d'une impuissante résistance. »

Je trouvais les paradoxes d'Arcieu trop divertissans pour leur opposer les objections sérieuses qui, je prie le lecteur de m'en croire, se présentaient par milliers à mon esprit.

J'aimai mieux abonder dans son sens; et, franchissant par la pensée quelques siècles à venir, je ne m'arrêtai pas à cette époque où les médecins s'étant multipliés, non-seulement en proportion de la population, mais encore de la destruction successive de ce que mon ami appelle le monopole des professions, la misère et la famine prévues par Malthus avec une si terrible vraisemblance, suffiraient à peine pour leur donner des occupations à tous. Je m'élançai tout de suite vers l'époque où la tendance en question étant complètement réalisée, chaque maison serait devenue une apothicairerie en même temps qu'un arsenal et un temple, sans compter le dépôt des instrumens de toutes les autres professions utiles ou agréables ; vers le temps où chaque tête, réunissant l'omni-science, les deux bras de chaque homme n'auraient plus été suffisans pour en manier les instrumens, pour en accomplir les pratiques ; vers le temps, en un mot, où la science périrait par la science elle-même, où la barbarie naîtrait de l'excès de civilisation !

Cependant, chose singulière ! ce fut quelques jours après cette conversation que je préparai les matériaux d'un cours destiné à un public non médical : elle en fut l'occasion et non pas la cause. D'abord, l'hygiène privée a toujours été la partie populaire de la médecine, puisqu'on ne consulte jamais le médecin pour conserver une bonne santé. Ensuite, quand même les raisonnemens d'Arcieu m'eussent persuadé et qu'ils eussent été applicables à l'hygiène aussi bien qu'à d'autres parties de la médecine, j'aurais eu de la peine à trouver en moi les conditions auxquelles mon ami rattache la mission d'innover. Je ne figure pas parmi les gros bonnets de la cohorte fourrée, les honneurs du martyre ne me tentent guère, et, Dieu merci! je n'ambitionne aucun des titres peu flatteurs qu'Arcieu regarde comme synonymes d'enthousiaste et de martyr.

COUP-D'ŒIL

SUR

LES RÉVOLUTIONS

DE L'HYGIÈNE.

L'élévation de l'homme au-dessus de la brute est due toute entière à la faculté qu'il possède de regarder en arrière et de faire revivre ce qui n'est plus. Recevoir et transmettre des souvenirs, c'est avoir la puissance de faire tourner le passé à l'avantage du présent : bien plus, l'usage de la tradition nous donne un attribut presque au-dessus de notre nature. Par la comparaison des différentes époques du passé entre elles et avec le présent, nous acquérons le pouvoir de nous élancer dans l'avenir, de le soumettre aux calculs de l'analogie, aux probabilités d'un perfectionnement.

C'est pour cela, sans doute, que le premier devoir de quiconque veut enseigner est de faire connaître le passé de la science ou de l'art qu'il enseigne.

S'il est permis de remonter à un état primitif dont il ne reste aucune trace; si l'étude des temps historiques peut éclaircir une origine enveloppée des ténèbres du chaos, l'hygiène doit être née peu de temps après la médecine proprement dite. Celle-ci a dû incontestablement avoir la priorité : il suffit de ressentir une douleur pour chercher à la faire cesser; il faut plusieurs épreuves pour se reconnaître sujet à la douleur et chercher à la prévenir. A juger de l'éducation des générations par celle des individus, bien des expériences ont dû être perdues avant d'être fructifiées par l'observation et le raisonnement. Des familles, des peuplades entières ont pu être en possession d'une foule de remèdes curatifs, avant qu'un seul individu cherchât ou connût un seul agent prophylactique (préventif). Ainsi, quelque imparfaits que soient les monumens les plus anciens de l'hygiène, ils sont à une distance énorme de la naissance de l'art, s'ils ne sont dus qu'au développement lent des facultés de l'homme livré à ses seules forces. Cela était vrai pendant que les connaissances se transmettaient par tradition orale; à plus forte raison, quand on les a transmises par des moyens plus durables.

Cependant la partie de l'hygiène qui modifie l'alimentation selon les diverses circonstances de la santé, a dû être pratiquée de très-bonne heure. L'instinct suffit pour faire diète quand on est malade, ou du moins pour préférer les alimens liquides aux solides, et parmi les premiers, les aqueux et les acidules à ceux qui ont d'autres qualités. Sous ce rapport, mais sous ce rapport seulement, Hippocrate a eu raison de dire que l'hygiène était née avec la médecine, puisque la diète a été le premier remède. Néanmoins, ce n'est que de l'ère d'Hippocrate que nous daterons l'existence de l'hygiène : s'il n'a pas été le premier à la réduire en préceptes, plus heureux que ses rivaux et ses devanciers, il est du moins le premier dont les écrits soient parvenus jusqu'à nous.

Tantôt l'hygiène s'occupe des influences auxquelles tous les hommes peuvent être sujets, sans acception des circonstances ou des variations individuelles ; tantôt c'est à ces circonstances individuelles qu'elle s'attache plus spécialement. On la nomme hygiène publique, quand elle s'occupe des masses ; privée, quand elle a les individus pour objet. C'est à cette dernière que ce cours sera plus particulièrement consacré ; mais elles ne peuvent être séparées l'une de l'autre dans le tableau que je vais tracer. Les mœurs, la législation des peuples, les préceptes des savans, voilà la triple source où je puise mes matériaux : toutes les trois s'influençant réciproquement, doivent être sans cesse confondues.

Dans l'enfance de tous les peuples, les préceptes hygiéniques se trouvent mêlés avec l'instrument le plus actif de civilisation, la législation religieuse. Il semblerait qu'après la purification de l'âme par la morale, le soin le plus important des interprètes de la Divinité dût être la purification du corps par l'éloignement des causes morbifiques. Il est impossible de croire que tel ait été le motif qui les a guidés. D'abord (et ceci ne touche que ceux en qui notre foi ne reconnaît pas l'inspiration divine), la plupart étaient dépourvus des connaissances nécessaires pour apprécier le mal à éviter et trouver les correctifs convenables. A chaque pas, leurs préceptes sont empreints de l'ignorance des lois de la vie; il est vingt pratiques inutiles et même dangereuses, pour une qui est utile : encore celle-ci est-elle gâtée par des accessoires puérils ou des répétitions assujétissantes. Encore une fois, l'on a fait beaucoup trop d'honneur aux fondateurs des religions ou aux prêtres qui ont hérité de leur pouvoir et de leurs attributions, quand on leur a supposé des connaissances médicales. Leur ignorance sous ce rapport ne diminue en rien leur vertu. Le but qu'ils se proposaient n'en était pas moins relevé, et peut-être ne l'en ont-ils pas moins atteint. Dans ce cas, l'erreur ne doit-elle pas plutôt être reprochée à ceux qui ont voulu interpréter leurs intentions ? Pour moi, je trouve la solution la plus satisfaisante de ces difficultés dans un ouvrage récemment publié, et qui contient ce que l'on peut voir de plus ingénieux et de plus consolant sur les religions de tous les peuples. Selon M. Benjamin Constant, un sentiment inné dans tous les cœurs s'enveloppe de formes en harmonie avec les différens états de la civilisation. D'abord rigides et grossières par la nécessité de parler aux sens, elles constituent plutôt le sacrifice d'un plaisir que la poursuite d'une jouissance ou l'éloignement d'un mal. Ainsi, la circoncision de l'Arabe devient un fait du même ordre que l'arrachement d'une dent chez l'habitant de la Nouvelle Hollande, l'amputation d'une phalange chez d'autres insulaires de la mer du Sud, et de mutilations plus singulières encore chez les Caffres, les Hottentots et plusieurs autres peuplades sauvages. Ainsi se trouvent avérées et sanctifiées jusqu'aux prostitutions des femmes de Babylone idolâtre.

Signal d'une civilisation plus parfaite, l'apparition des législateurs non théocrates et des philosophes annonce des pratiques hygiéniques plus rationnelles et plus compliquées. Pour les étudier avec plus d'ordre, nous y introduirons les divisions suivantes comme les plus naturelles : *Gymnastique*, *diététique*, *bains et ablutions*, *vêtemens*, *police médicale*. C'est de la première que nous allons d'abord nous occuper.

DE LA GYMNASTIQUE.

Platon, Aristote et Galien ont divisé la gymnastique, selon le but que les hommes se proposent par elle, en *militaire*, en *athlétique* et en *médicale*. La première a été et sera toujours pratiquée : elle tient à la disposition par laquelle les hommes se sont le plus ressemblés dans tous les siècles. Cependant elle a subi des modifications en rapport avec celles de l'art de la guerre lui-même.

Dans les mœurs des Perses, telles qu'elles sont décrites par Xénophon ; dans celles que les Spartiates reçurent des lois de Lycurgue, on trouve les époques les plus brillantes de l'hygiène militaire. Dès le berceau, l'éducation de l'homme était guerrière ; la vieillesse n'était pas toujours un refuge contre les fatigues, et dans l'intervalle l'habitude avait rendu le besoin des dangers et de l'exercice tellement impérieux, qu'à défaut d'ennemis extérieurs les Spartiates répandaient le sang de leurs propres frères. Dans le moyen âge, on a vu des effets à-peu-près semblables produits par la même cause. Les grands et les petits seigneurs, quoique vassaux d'un même roi, se faisaient la guerre entre eux, lorsque les tournois ne leur fournissaient pas des occasions plus honorables, ou, selon le langage du temps, plus galantes, de faire briller leur force et leur habileté.

Les nations de l'Orient, qui n'ont qu'imparfaitement adopté la stratégie européenne, attachent encore une grande importance à la force du corps, la développent et la régularisent par leur éducation militaire. Le djérid des Mamelucks, les combats à outrance des Ichtoglans, les danses des Arnautes, en un mot, tous les jeux guerriers des Musulmans ont souvent excité l'admiration des voyageurs européens. Peut-être les changemens introduits dans la stratégie depuis l'invention de la poudre à canon, et surtout depuis qu'on fait la guerre de masses, auraient-ils fait tomber l'hygiène militaire dans un oubli complet, si un homme, que sa parfaite connaissance de l'antiquité et des temps modernes mettait plus que personne à même d'apprécier leurs rapports et leur différence, n'eût remis en honneur cette partie essentielle de l'éducation du soldat. M. le colonel Amoros a très-bien vu qu'avec les lumières qui arrivent maintenant à toutes les classes de la société, la gymnastique ne pouvait plus produire la férocité et la barbarie qu'elle produisit autrefois. Graces aux rapides communications qu'ont entre elles toutes les nations chrétiennes, espérons que l'hygiène militaire, reportée avec la stratégie européenne sur le sol où elle prit naissance, servira comme jadis à l'affranchissement et à la régénération de la Grèce.

La gymnastique athlétique fut aussi appelée vicieuse; c'est dire assez qu'elle n'a jamais été cultivée que dans les pays parvenus au plus haut degré de civilisation, c'est-à-dire à des époques où la gloire se trouve à la surface et la dégradation au-dedans des mœurs. Certes, les jeux olympiques avaient dégénéré de leur but primitif, lorsqu'on y couronnait Milon, pour avoir porté un bœuf, l'avoir terrassé d'un coup de poing et l'avoir mangé en un jour. L'amphithéâtre n'était plus rempli d'une population vertueuse, quand des milliers de gladiateurs y venaient chaque jour attendre l'arrêt de leur mort ou de leur vie d'un signal de l'impassible matrone. Quelques nations modernes n'ont rien à envier, sous ce rapport, à l'antiquité : la Tamise a des boxeurs; le Tage a des tauréadors.

La plus importante, la plus respectable des trois espèces de gymnastique, celle que nous avons nommée *médicale*, a pour but d'éloigner les maladies. Ce but, quoiqu'il ne fût pas le principal, avait sans doute été aperçu et mis en compte par Lycurgue ; mais il fut manqué par ses lois ou plutôt par la manière dont les Lacédémoniens les interprétèrent. Il semble que pour s'exercer librement et sainement, la vie doive être également répartie entre les muscles et les nerfs ; autrement dit, que l'intelligence doive travailler dans la même proportion que le corps. A Sparte, la balance penchait du côté de ce dernier. Aussi, outre les maladies auxquelles le tempérament athlétique expose, les Lacédémoniens arrivèrent à la férocité, qui est une maladie morale. Tout les entraînait sans cesse au-dehors d'eux-mêmes ; leur musique même était excitante. Tout était public dans leur éducation : un jeune homme n'était jamais sans un compagnon. Lycurgue dut craindre l'isolement, parce que la méditation qu'il amène agrandit l'âme en la calmant. Nous avons déjà vu une partie des fruits que portèrent ces semences. Des hommes, qui ne savaient point parer aux inconvéniens de la gymnastique, ignorèrent à plus forte raison que l'hygiène peut fortifier des organes faibles en naissant, et que des êtres délicats peuvent racheter leur faiblesse physique par l'intelligence la plus relevée et la plus utile à la société. Cependant, on nous a proposé les lois de Lycurgue comme des modèles à suivre; on a voulu nous donner les mœurs des Lacédémoniens avec leurs bains froids, et sans doute aussi leur mont Taygète, sans considérer que Lycurgue avait calculé ses lois pour un état permanent d'hostilité, puisqu'il n'avait voulu faire que des soldats, et qu'en transportant dans nos temps et dans nos contrées de pareilles institutions, il fallait adapter la fin avec les moyens de Lycurgue!

Il est consolant de voir qu'auprès de ces partisans d'une guerre éternelle, un philosophe ait osé concevoir une espérance plus douce, plus noble, hélas! et plus difficile à réaliser, celle d'une paix perpétuelle.

Pythagore, peut-être dans le dessein d'éviter le défaut de Lycurgue, tomba dans l'excès opposé : il avait tout disposé pour le développement de la vie intellectuelle : le silence, la méditation, la solitude, les scènes de la nature les plus capables d'entretenir cette tristesse rêveuse et pourtant agréable, qui depuis est devenue si célèbre sous le nom de mélancolie. Loin de fortifier le corps, tout se réunissait pour l'affaiblir. La législation de Lycurgue avait produit la férocité; l'institution de Pythagore dut conduire au mysticisme. Depuis la naissance du christianisme, les réglemens des pythagoriciens ont été regardés avec juste raison comme le meilleur moyen de produire ce détachement de la terre, objet des pieuses poursuites des cénobites. Aussi, la plus grande partie des ordres religieux adoptèrent avec empressement les privations, les jeûnes, le régime végétal commandé par Pythagore.

Platon, dans sa *République*, a voulu prendre le terme moyen entre les deux extrêmes que nous venons d'examiner. Personne n'était plus capable d'apprécier dignement les avantages du corps et de l'esprit, car personne ne les réunissait à un plus haut degré. C'est lui qui a dit qu'en arrivant dans une ville, on pouvait y reconnaître que l'éducation était négligée, par le besoin que l'on y avait de médecins et de juges. Pour se passer des uns et des autres, il conseille de tenir dans un équilibre parfait les influences des deux puissances qui nous régissent. Mais la complaisance avec laquelle il s'étend sur les détails de la gymnastique me fait croire qu'il a un peu trop jugé des autres d'après lui-même. Plusieurs hommes illustres de notre âge ont reproduit après Platon ces éloges de la gymnastique et cette admiration pour la force du corps. Fielding, lord Byron et jusqu'à l'impartial Walter Scott n'ont jamais mis en scène des héros de leur prédilection sans les doter d'une constitution athlétique. Ce travers pourrait produire plus de mal qu'on ne pense; il faudrait avoir un cerveau comme celui de ces écrivains, pour que la vie intellectuelle s'accommodât d'un si grand exercice ou d'une si grande force du corps. Avec des muscles herculesques, un esprit ordinaire deviendrait bientôt stupide, si son propriétaire ne faisait pas prédominer le régime de la méditation sur celui de la gymnastique. Un esprit supérieur courrait par les mêmes moyens de terribles chances de devenir médiocre, et les esprits médiocres sont partout assez abondans pour qu'on n'en doive pas augmenter le nombre.

DE LA DIÉTÉTIQUE,

OU DES ALIMENS ET DES BOISSONS.

On a dit que, dans le choix primitif des alimens, les hommes ont toujours marché du simple au composé. Nous ne nous arrêterons pas à démontrer que ces noms de simple et de composé reposent sur des distinctions arbitraires ou qui n'ont pu être déterminées positivement que depuis les progrès de la chimie. Il est plus sage de croire que les hommes se sont emparés indifféremment de tout ce qu'ils ont trouvé à leur portée, et que, dans leurs essais, ils ont donné la préférence, non pas aux substances les plus simples, mais à celles qui avaient besoin de moins de préparations pour flatter leurs organes. Ainsi, de nos jours, les insectes, les crustacés, les coquillages, sont mangés concurremment avec les fruits, la gomme, les graines, par une foule de peuplades sauvages. Mais il est permis de croire, comme l'a dit Plutarque, ou plutôt comme l'a traduit si éloquemment Rousseau, qu'il fallut bien du temps et un grand courage d'homme pour se lasser de ces alimens primitifs et oser égorger la brebis qui venait nous lécher les mains. Je ferai observer à cette occasion, qu'en prêchant contre l'usage des viandes, les philosophes ont moins pris la défense des êtres doués de la vie, qu'ils n'ont cherché à épargner à notre sensibilité les impressions pénibles que cause toujours le spectacle d'un être vivant se débattant contre la mort. Cela est si vrai, que l'abstinence des viandes ne s'est exercée qu'à l'égard des animaux dont le trépas est dramatique. Sans doute, le pythagoricien mangeait sans scrupule les coquillages et les poissons, car l'Indien à qui Pythagore avait emprunté ses doctrines, croit encore à la métempsycose, et mêle aux fruits et au riz des coquillages, des poissons et même quelques animaux d'un ordre plus élevé. L'homme a donc fait ici comme le tyran qui profite tranquillement de la mort de son ennemi, pourvu qu'il ne soit pas importuné par ses plaintes ou par son supplice. Mais pourtant de quel droit nous établissons-nous juges de la sensibilité des êtres à qui nous donnons nos entrailles pour tombeau ? « Homme orgueilleux et cruel ! dit Shakespeare, l'insecte que tu écrases d'un pied indifférent, a des soupirs, des convulsions et une agonie ! »

D'autres interdictions ont été moins arbitraires. Chez les Hébreux, la lèpre étant regardée comme contagieuse, la viande de porc était défendue, parce que cet animal passait pour y être sujet. Plusieurs sectes indiennes et tous les Musulmans s'en abstiennent également, et sans doute par le même motif. Il est assez singulier qu'ils aient étendu cette interdiction à un oiseau domestique qui a fait une grande fortune en Europe : il ne serait pas impossible que ce fût là l'animal désigné dans le *Lévitique* sous le nom de griffon; il est originaire de l'Inde, et, du temps de Moïse, il pouvait avoir été acclimaté en Égypte et en Syrie

Nous devons remarquer, à propos des alimens en usage chez les Perses du temps de Cyrus, qu'ils étaient en grande partie tirés du règne végétal. Le fameux cardamome n'était pas, comme bien des interprètes l'ont cru, une espèce de nassitor ou cresson : une ombellifère encore aujourd'hui très-abondante dans toute la Bactriane, la Perse et la presqu'île cisgangétique, porte le nom de cardamome et sert d'aliment, ou, pour mieux dire, d'assaisonnement, aux habitans de ce pays. Parmi les mets des Spartiates, le plus célèbre était le brouet noir, qu'on n'a plus envie de connaître depuis que madame Dacier faillit d'empoisonner toute sa famille en en cherchant la composition. Il était probablement moins simple que le cardamome; je doute qu'il fût plus nourrissant : les liquides lestent peu l'estomac, et contiennent moins de matériaux alibiles que les solides.

Si nous avons reproché la pauvreté et la frugalité aux repas des Spartiates et des Perses, où pourrons-nous trouver des expressions pour louer dignement la somptuosité de la cuisine grecque, quand elle prépare ces festins au sortir desquels Alexandre tuait ses amis ; de la cuisine romaine, quand elle fournit aux Crassus, aux Lucullus, les moyens de consommer en un jour les revenus de plusieurs provinces et des échantillons des productions de toutes les parties alors connues de la terre. Peut-être les intendans de ces illustres personnages connaissaient-ils encore mieux leur métier que leurs cuisiniers; mais, à coup sûr, nous n'oserions pas mettre à côté du Manuel gastronomique d'Apicius nos cuisines bourgeoises économiques, ni même le *Cuisinier Royal.*

Pourtant, il est une partie de la diététique dans laquelle nous sommes incontestablement au-dessus des Romains. Ils avaient, comme nous, un repas principal : nous le prenons assis ; eux se couchaient pour être plus commodément, et, selon toute apparence, pour pouvoir dormir en commençant leur digestion. Ce repas s'appelait la cène, et se prenait le soir. A cette heure, les affaires étaient finies : la tête libre des soucis auxquels on n'avait pas pu tout-à-fait refuser audience pendant les autres repas plus légers et plus courts; une gaîté douce, une aimable franchise venait y augmenter l'appétit et faire mieux savourer les mets. Or, voici l'énorme supériorité que nous avons sur les Romains : comme eux, nous dînons tard, nous mangeons beaucoup ; mais adieu la gaîté, adieu la franchise. On a trouvé le moyen de traiter les affaires les plus importantes, les plus graves, pendant le dîner, bien plus, au moyen des dîners.

La chronologie des boissons ne nous offrira pas les mêmes difficultés que nous avons rencontrées pour les alimens solides. Le liquide le plus universellement répandu, l'eau, est le premier qui ait servi à étancher la soif. Dans les climats froids, elle se trouve répandue partout; dans les pays chauds, la nature l'a abondamment mêlée à la plupart des fruits. Mais cette circonstance même va nous démontrer que les boissons artificielles sont d'un usage presque aussi ancien que celui de l'eau. Le sauvage ayant recueilli pour sa provision une certaine quantité de suc de fruits; ayant mêlé à l'eau commune, ou au lait de ses bestiaux, un peu de matières végétales, des graines, de la gomme, aura trouvé au bout de quelques heures, de quelques jours, selon la saison ou le climat, un breuvage bien différent de celui qu'il avait eu d'abord. Ayant éprouvé une augmentation de sa force corporelle, un trouble délicieux de ses esprits, il aura la curiosité d'étudier les conditions qui les avaient déterminés, et bientôt il reproduira à sa volonté la fermentation dont le hasard lui a donné le secret. Nous aurons plus tard occasion d'étudier l'influence de l'ivresse sur la civilisation. Contentons-nous d'observer ici qu'il n'est point de peuplade, tant sauvage qu'elle soit, chez qui l'on n'ait trouvé l'usage de quelque boisson fermentée; et les plus anciennes chroniques, les traditions les plus reculées, font mention de breuvages spiritueux. Le dérangement momentané que leur excès produit dans la raison est cause de l'interdiction du vin, faite par la législation religieuse de la plupart des peuples de l'Orient. Mais la défense n'a été qu'illusoire, car, s'attachant à la lettre de la loi plutôt qu'à son esprit, l'Indien s'est enivré avec du suc de palmier, le Musulman avec de l'opium.

La différence la plus importante qu'offre le temps moderne avec l'antiquité, par rapport aux boissons, est, d'une part, l'extrême abondance des liqueurs les plus riches en esprit (la distillation est une découverte du moyen âge, le mot *alambic* est arabe); de l'autre, l'usage du café et du thé, qui devient de plus en plus général et qui mérite d'être encouragé, parce qu'à la rigueur il pourrait remplacer une grande partie des effets moraux des boissons spiritueuses, sans avoir les mêmes inconvéniens pour nos organes.

L'habitude de fumer doit trouver sa place ici, parce que son effet s'exerce principalement sur les voies digestives. Les érudits, qui veulent tout rattacher à l'antiquité, ont cru trouver dans cet usage la continuation d'une coutume familière aux Égyptiens, et qui consistait à nettoyer de temps en temps l'estomac et les intestins par des vomitifs, des purgatifs et des clystères. Les peuples de la Grèce, surtout ceux de l'Ionie et de la Thrace, imitèrent cet usage et lui donnèrent le nom de *syrmaïsme*. On sait l'extension honteuse qu'il prit chez les Romains. Or, comme les Égyptiens habitaient les bords d'un grand fleuve, et que les fumeurs abondent dans les ports, dans les vaisseaux, et en général dans tous les lieux exposés à une humidité habituelle, on a pensé que le syrmaïsme avait pour but de corriger l'influence morbifique de l'humidité, comme bien des gens le croient encore de l'habitude de fumer. Il n'est pas impossible que l'irritation habituelle de la muqueuse buccale et intestinale ait un effet de ce genre, et que tel fut le but du syrmaïsme égyptien. Mais le goût pour les herbes vireuses, qu'on fume ou qu'on mâche, est commun à presque toutes les nations sauvages et civilisées. On le retrouve dans les pays arides aussi bien que dans les contrées voisines des eaux. Distinguons deux effets dans l'habitude de fumer. D'abord l'action enivrante du suc ou de la fumée. Elle se rattache à l'effet des boissons spiritueuses. La seconde agit également sur le moral; c'est la répétition périodique et indéfinie de la même opération. On sait combien la monotonie favorise la rêverie. Remplir le temps par une méditation vague, tel est le but que se proposent les fumeurs de tous les pays : tel est, n'en doutons pas, le charme de la pipe chrétienne, du houka mogol, de la chibouque musulmane et du calumet américain.

DES ABLUTIONS ET DES BAINS.

Les pays où se trouvent les traces de la plus ancienne civilisation sont tous voisins de la zône torride. La plupart de ceux qui sont habités maintenant ont des chaleurs assez fortes pendant l'été. Partout le besoin de se rafraîchir a donné à l'homme comme aux animaux l'idée de se plonger dans l'eau. Quand les chefs d'institutions religieuses ont régularisé cette habitude, le soin de la santé n'a pas été leur but principal : la purification du corps était une allégorie continuelle de la purification qu'ils voulaient procurer à l'âme. Cette première analogie a dû en amener une seconde. On a dû juger des souillures du moral par celles du physique; et dans les pays chauds, l'abondance de la transpiration cutanée a fait répéter les ablutions plusieurs fois par jour. Les Indiens, qui ont conservé jusqu'à nos jours ces anciennes mœurs sur lesquelles furent modelées les lois de tant de peuples de l'antiquité, passent la moitié de leur vie dans l'eau. Les Chaldéens, les Égyptiens, les anciens Perses faisaient un usage très-fréquent des bains. Mahomet, qui a copié la plupart des règlemens hygiéniques de Moyse, a prescrit aux Musulmans plusieurs ablutions par jour. Chez les Grecs, même long-temps avant le siècle de Périclès, la coutume de se laver et de se baigner était plus hygiénique que religieuse. Ils faisaient usage du bain froid. Nous avons vu que les Spartiates s'en servaient pour éprouver les forces de leurs enfans nouveau-nés. Cet usage de plonger les enfans dans l'eau est rationnel dans un pays où l'air est habituellement froid et humide, et où les ressources des habitans sont assez bornées pour ne pas fournir des vêtemens en quantité et de qualité convenable. On l'a trouvée chez les Canadiens et plusieurs autres peuples du nord de l'Amérique; nous la retrouverons chez les Russes. Quoique nécessaire dans certaines circonstances, ce n'en est pas moins une rigueur qu'il est bon d'éviter autant que possible à un âge où la peau est si susceptible. Il arrivait à Sparte ce qui est arrivé depuis dans tous les pays tempérés, où la mode a fait renouveler les mœurs lacédémoniennes. Persuadé de l'infaillibilité du bain froid, on ne remarquait que la belle santé des enfans qui lui avaient résisté, sans penser que cette santé n'aurait probablement pas eu besoin de ce moyen pour devenir si solide, et que des soins d'un genre tout différent auraient assuré des forces et une longue vie à d'autres enfans qui périssaient dans le bain glacial ou par les convulsions que déterminait cette épreuve barbare.

Après ce genre de bain, le plus familier aux Spartiates a dû être l'étuve sèche. C'est ce qu'on a conclu du nom que portait chez les Romains la portion des thermes qui lui était consacrée, elle s'appelait *laconicum*. Les autres peuples de la Grèce faisaient usage de toutes les espèces de bain, et même des affusions d'eau froide sur la tête au sortir d'un bain d'eau chaude. Hippocrate, en parlant du régime dans les maladies aiguës, indique les précautions à prendre pour accommoder cette opération aux différentes circonstances dans lesquelles se trouve le malade qu'on y soumet.

Mais nulle part les bains ne furent en plus grand honneur que chez les Romains; nulle part on ne leur consacra des édifices plus magnifiques. Dans les derniers temps de la république le peuple ne demandait que du pain et des spectacles; on pourrait croire que sous les empereurs il préférait des spectacles et de l'eau. Il n'était pas de petite ville qui n'eût ses thermes. Dans les colonies les plus éloignées de la métropole on en construisait, et pour le peuple qui y séjournait, et pour les empereurs quand ils devaient y passer. Les eaux minérales y étaient recherchées avec le plus grand soin et utilisées pour la prophylaxie et le traitement des maladies. Aix en Provence, Aix-la-Chapelle, Ax, Neris et beaucoup d'autres eaux minérales des Gaules virent fonder des établissemens de cette espèce. Dans les bains d'eau commune on était admis à des heures fixes, et la modicité du prix les mettait à la portée des plus minces fortunes. Au commencement les sexes y étaient séparés; plus tard, la corruption impériale toléra, encouragea peut-être leur réunion; et dès-lors les thermes romains furent tout-à-fait semblables aux *bagnos* de l'Italie du moyen âge.

Toutes les espèces de bains que nous avons décrits en parlant des Grecs étaient données dans les thermes. On y remarquait surtout de grands bassins d'eau où l'on pouvait, en toute saison, prendre l'exercice de la natation. Le bain frais se prenait aussi dans les rivières ou dans la mer, d'abord pendant la saison tempérée; plus tard un médecin d'Auguste, Antonius Musa, ayant mis le bain froid en grande vogue, on se baigna dans l'eau et la saison la plus froide. De très-graves personnages tirèrent vanité de la hardiesse avec laquelle ils plongeaient. Cette mode produisit un bon effet: la natation devint en si grand honneur, qu'elle fit partie obligée de toute bonne éducation. Il ne sait ni lire ni nager (μητε νειν, μητε γραμματα επιςαται), disait-on du temps de Plutarque, pour signaler un homme comme entièrement ignorant.

Les pratiques en usage après le bain étaient dignes du luxe des thermes. Les frictions, pour nettoyer et sécher la peau, le massage, pour assouplir et délasser les muscles et les articulations; les épilatoires, la forme et la matière des instrumens qu'on employait pour enlever de dessus l'épiderme les matières qui pouvaient y être attachées, tout cela est décrit par Galien, Oribaze, Aëtius, avec une minutie qui prouve l'importance qu'on y attachait. Les onctions avec les huiles aromatisées tenaient un rang distingué parmi ces pratiques. On connaît la réponse de ce vieux soldat à qui l'empereur Auguste demandait par quels moyens il s'était conservé en si bonne santé : *Intus mulso, extùs oleo.* Au dedans le vin doux, au dehors les onctions huileuses.

Parmi les peuples modernes, ce n'est que chez les Asiatiques qu'on retrouve tous les usages post-balnéiques que nous venons de décrire : les Musulmans et les Russes ont conservé toutes les espèces de bains qu'on donnait dans les Thermes. En Russie, la transition du chaud au froid, que les Anciens recherchaient parfois, est beaucoup plus brusque ; car les deux extrêmes sont plus éloignés. Souvent on se roule dans la neige en sortant d'un bain de vapeurs.

Depuis la destruction de l'empire romain, toutes les nations européennes qui formaient cet empire avaient laissé tomber les thermes en ruines ; la Thrace et la Grèce sont les seuls pays où l'on n'ait pas en même temps laissé tomber les bains en désuétude.

En Italie et en Espagne, on ne se baigne guère qu'en été, et dans les rivières ou la mer ; en Angleterre, où pourtant on a la prétention de mettre, comme Platon, la propreté au rang des vertus, les bains sont encore dans l'enfance : il en était à-peu-près de même en France à la fin du siècle dernier ; mais nous avons en quelques années fait des pas de géant. Non-seulement les établissemens de bains d'eau ordinaire sont commodes, nombreux et à la portée de toutes les fortunes ; on y a joint les eaux minérales de tous les pays, que les progrès de la chimie permettent maintenant d'imiter avec précision. Espérons que Paris donnera le ton à l'Europe pour ce perfectionnement salutaire de l'hygiène, comme il est depuis si long-temps en possession de le donner pour des objets moins importans.

DES VÊTEMENS.

Appliquée au sujet que nous entamons, l'observation par laquelle nous avons commencé l'histoire des bains et des ablutions tend à confirmer l'opinion que c'est des pays tempérés que la population s'est étendue de proche en proche vers les climats extrêmes pour le froid comme pour la chaleur. Il est bien peu des uns et des autres auxquels l'organisation souple de l'homme ne puisse s'accommoder dans un état complet de nudité. Celle-ci a diminué peu à peu ; mais la pudeur et la vanité, quelque ennemis que ces deux sentimens paraissent, ont eu une part bien plus active dans l'invention des vêtemens que le besoin de s'abriter contre les intempéries du climat. Depuis le pagne du sauvage jusqu'à la triple enceinte de gilets, d'habits et de manteaux du citadin moderne, le développement de la civilisation et de la surface des vêtemens sont dans une proportion à-peu-près égale. Ce rapprochement est frappant en comparant les peuples des climats divers ; il nous frappe encore, quand nous comparons les diverses époques de la vie sociale des mêmes peuples. Mahomet demi-nu fonda un empire dont les chefs actuels sont couverts de caftans, de schalls, en un mot des tissus les plus amples et les plus précieux.

Le mélange de la vanité à la pudeur fait

promptement changer cette dernière : on conserve, on exagère même les apparences de la chasteté; mais les voiles n'en sont plus que les emblèmes sans en être les garans. Leur abandon ou leur diminution est le symptôme d'un retour vers la simplicité de la nature et de la vertu. Les vierges lacédémoniennes dansaient toutes nues devant des hommes qui n'étaient guère plus couverts. Platon, dans sa République, veut que la pudeur soit le principal vêtement des femmes de tous les âges, et qu'elles prennent part, aussi bien que les hommes, aux exercices du gymnase. Si Sparte n'avait pas été aux portes d'Athènes, je croirais volontiers que cette proposition a été trouvée tout aussi choquante et aussi peu galante qu'elle le serait si on la reproduisait de nos jours. Les Athéniens contemporains et compatriotes de Platon, s'ils n'étaient pas tout aussi vêtus que nous le sommes, avaient peut-être plus besoin de l'être.................

L'homme social eut bientôt un esprit assez observateur ou un corps assez délicat, pour opposer une modification de ses vêtemens à chacune des circonstances extérieures qui l'affectaient. Cette cause nous donne la clef des principaux changemens qu'on a imprimés aux habits; les autres appartiennent au caprice. Le domaine de ce dernier est encore assez vaste.

Dans l'antiquité, les peuples de l'orient et du midi différaient beaucoup sous le rapport des vêtemens, des peuples de l'occident et du nord, et parmi les premiers le costume de paix différait beaucoup de celui de guerre. L'habit ample, drapé, flottant et retenu seulement par une ceinture, était familier aux peuples de l'orient et du midi, même en Europe. C'est encore celui de la mollesse asiatique; c'est le costume de l'aisance, du calme, de la solennité, c'était le costume du temps de paix. Il est encore porté dans tous les pays civilisés par les interprètes de ce que la civilisation a de plus auguste, la justice et la religion.

L'habit de guerre, au contraire, devait être plus court, plus rapproché du corps, pour moins gêner la vivacité des mouvemens du soldat. Celui-là a toujours été porté en temps de paix comme en temps de guerre, par les peuples du nord et de l'ouest, les

Scythes, les Germains, les Gaulois, nations inquiètes, turbulentes, et chez lesquelles un climat habituellement humide commandait un exercice plus actif. Cependant les femmes ont eu partout l'habit long et flottant, parce que dans tous les temps et dans tous les lieux elles ont eu, comme les magistrats et les prêtres, l'attribution d'adoucir la rudesse et la férocité des hommes. Si quelquefois elles ont pris d'autres attributions et un autre costume, c'est une aberration passagère qui a bientôt cédé à l'irrésistible torrent des lois de la nature.

Encore une remarque touchant les différences que nous venons de noter. L'habit méridional et oriental était composé d'une seule partie, qui tombait des épaules jusqu'aux pieds. Au contraire, le costume des peuples du nord était toujours divisé en deux pièces, dont l'une supérieure, plus ou moins juste au corps, et l'autre inférieure et retenue au-dessus des hanches; c'est le pantalon que les sculpteurs romains ont donné aux statues représentant des prisonniers barbares. Chez les femmes, ce pantalon, plus ample et plus tombant, a formé la jupe. Le contraste qui résulte de l'étranglement de cette seconde pièce avec les hanches qui la supportent, aura été remarqué comme pittoresque. Dès-lors on a eu l'idée d'en augmenter l'effet en diminuant les reins et élargissant les hanches. Voilà l'origine des paniers, dont la mode n'éprouve peut-être qu'un interrègne ; du corset, dont le règne dure encore, et qui, pendant tant de siècles, a gâté la forme et la santé des femmes. La mode de ces prisons portatives fut poussée si loin, qu'on y soumit les enfans dès les premiers momens de leur vie. Étreints dans les mille circonvolutions du maillot, privés de l'usage de tous leurs membres, il ne leur restait pas même la ressource d'exhaler leur douleur par des plaintes. Convertis en un véritable bloc inanimé, tout, jusqu'à la poitrine, avait perdu sa mobilité.

Ce fut en vain que les érudits citèrent l'antiquité, que les savans raisonnèrent, que les médecins prêchèrent et dans les écoles et dans les maisons : les femmes des érudits, des savans et des médecins continuèrent à emmailloter leurs enfans et à porter des corsets. La mode avait planté la coutume, elle seule pouvait la déraciner.

Enfin Émile parut..... Disons-le à la honte de l'esprit humain ou plutôt à la honte de la logique. Les savans et les philosophes, qui ne sont que savans, sont rarement appelés à influencer directement le peuple.

Avant de produire des fruits, leurs découvertes doivent passer par la main d'interprètes. Que la littérature reconnaisse donc son véritable but; qu'elle soit fière du rôle qu'elle est appelée à jouer. Instrument actif de civilisation, son éloquence enflamme des passions que l'intérêt aurait laissées froides; sa poésie entraîne, ses images produisent l'enthousiasme! Le public ressemble au sexe le plus faible : avec la conviction on n'obtient de lui que l'indifférence; il faut le séduire ou le subjuguer. Mais je reviens aux vêtemens.

Les coiffures offrent autant de variations que les autres parties de l'habillement. Chez les Grecs et les Romains, les citoyens allaient presque toujours nu-tête avec les cheveux coupés plus ou moins longs, selon la mode régnante. On y joignait des poudres de diverses espèces et de différentes couleurs.

On sait que l'empereur Commode se montra souvent en public la tête couverte de poussière d'or. Les perruques même furent en honneur à plusieurs reprises; il est probable qu'elles ne l'étaient pas au commencement de l'empire, car Jules-César se fit autoriser par le sénat à porter toujours une couronne de laurier. Suétone nous assure que ce fut seulement pour suppléer aux cheveux dont le front du héros était dégarni. Malgré le respect que nous devons aux assertions de Suétone et aux décrets du sénat romain, il est permis de regretter que les chevelures d'emprunt ne fussent pas alors en honneur. Elles auraient mieux garanti le front chauve de César des injures de l'air, et la réputation du grand homme d'un soupçon de faiblesse et de vanité.

Les esclaves et les gens de la campagne avaient plusieurs espèces de coiffures. Le casque était celle des guerriers.

Dans le moyen âge et dans les temps modernes, il en a été à peu près comme dans l'antiquité, car les coiffures des européens, quoiqu'elles soient portées hors des appartemens, sont toujours quittées à l'intérieur.

Il n'en est pas de même chez les nations orientales anciennes et modernes. Dans les pays chauds, l'humidité des nuits est très-grande et la tête a besoin d'en être garantie. Elle a encore plus besoin d'abri pendant le jour contre les rayons perpendiculaires du soleil. Les premiers inventeurs du turban, les Arabes, errant sans abri, sans demeure fixe, dans des déserts immenses, l'auront remarqué pour le turban, comme les Espagnols l'ont dit plus tard du manteau et de la cape, ce qui pare du froid pare du chaud.

Non-seulement la tête a été enveloppée soigneusement de plusieurs doubles d'étoffe, mais les cheveux qui la nuit retenaient l'humidité, et le jour augmentaient et retenaient la sueur, ont été rasés exactement. Les Tartares, peuples pasteurs et vivant comme les Arabes, les Persans, qui descendent des uns et des autres, portent également la tête rasée et couverte jour et nuit d'un épais bonnet. L'usage de raser la tête était aussi familier aux Égyptiens du temps d'Hérodote. Il ne paraît pas, d'après les sculptures égyptiennes qui nous sont parvenues, que la tête rasée fût entièrement nue. Il en était peut-être, autrement du temps d'Hérodote ; car il argue de cette habitude pour expliquer une différence qui fut remarquée entre les cadavres des deux partis après une bataille. La tête des Égyptiens, endurcie par sa dénudation et son exposition continuelle à l'air et au soleil, présentait un crâne épais et très-dur. C'était tout le contraire dans les crânes des Perses, qui portaient les cheveux très-longs, et de plus continuellement couverts d'une espèce de mitre ou de tiare. Cette dureté et cette épaisseur extraordinaire a été également observée dans les crânes de l'Ossuaire de Morat. Il en faut conclure que la gymnastique militaire peut suppléer à l'influence fortifiante de l'air, car les soldats de Charles-le-Téméraire avaient toujours eu le pot en tête aussi bien que la dague au côté. Une observation récente tendrait à confirmer cette idée. On a trouvé la même particularité anatomique chez un homme qui a exercé son corps autant que son esprit, Lord Byron, que pleurent encore les lettres, la liberté et la Grèce, terre classique des unes et de l'autre.

Nous avons déjà vu que les habitans actuels de l'ancienne terre des Perses ont, comme les Arabes, la tête rasée, et, comme leurs ancêtres, couverte d'une coiffure à demeure, la fourrure du mouton d'Astracan, emblème de l'état pastoral du Tartare. Armes défensives contre le climat, le bonnet persan et le turban osmanli garantissent également contre les surprises imprévues et contre les hasards des combats la partie la plus précieuse du corps. Nos militaires, qui ont le privilége de rester couverts et dans le palais des rois et dans les temples de Dieu, ont sans doute emprunté cette habitude aux mœurs d'une nation où tous les hommes sont soldats.

DE LA POLICE MÉDICALE.

Nous avons semé dans les divisions précédentes une grande partie des matériaux qui devaient composer celle-ci. Nous avons décrit et apprécié les institutions, parcouru les lois civiles et religieuses, créées dans l'intérêt des masses aussi bien que pour la conservation de la santé des individus; il nous reste peu de choses à ajouter pour compléter les généralités que nous avions à exposer. Le fait le plus remarquable de la police médicale hébraïque est l'isolement des lépreux, ordonné par Moïse. Il serait suffisant, pour lever tous les doutes dans une question fortement débattue dans ces derniers temps, à propos de la fièvre jaune; savoir, si les Anciens croyaient ou non à la contagion, ou, pour mieux dire, s'ils s'étaient jamais proposé ce problème.

L'opinion des Juifs s'était conservée dans l'Orient pendant le moyen âge, après l'invasion des Arabes. C'est plutôt d'après les croyances et les pratiques qui y furent trouvées par les Croisés, que d'après une observation exacte des faits, que la méthode d'isoler les lépreux fut adoptée par eux et pendant leurs campagnes et après leur retour en Europe. On sait qu'un grand nombre de léproseries furent fondées par Saint-Louis au retour de la Terre-Sainte. Il est permis de douter qu'elles fussent utiles par l'isolement des malades; car il n'est pas certain que l'éléphantiasis ou lèpre d'orient soit contagieuse, et nous savons positivement que l'éléphantiasis, tel qu'on l'observe encore quelquefois dans le voisinage des Bouches-du-Rhône, ne se transmet nullement par contagion. Mais ces établissemens eurent un avantage incalculable pour les progrès de la médecine; ils ont été le premier pas vers la création des hôpitaux.

Le luxe auquel étaient parvenus les Grecs du siècle de Périclès est une garantie suffisante que la police médicale y était observée. Un ouvrage d'Hippocrate avait été publié long-temps avant cette époque. Nous verrons bientôt que la science de la climatologie y est portée à un point prodigieux. Les Romains égalèrent les Grecs en science, et les surpassèrent de beaucoup dans sa mise en pratique. Je n'ai pas besoin de mentionner ici les aqueducs superbes, construits à grands frais par les empereurs pour amener l'eau dans les villes. Rome, encore au berceau, avait déjà vu des édifices aussi utiles et aussi merveilleux. Parlerai-je de ces travaux de desséchement, qui ont fait dire à Horace :

Sterilisque diù palus aptaque remis
Vicinas urbes alit et grave sentit aratrum.

« Des marécages improductifs ont été convertis en une plaine fertile, qui nourrit les villes voisines. La charrue sillonne des lieux qui n'avaient jamais été sillonnés que par la rame. »

Depuis Auguste jusqu'à nos jours, les marais Pontins ont été une école d'hygiène en permanence aux portes de Rome; s'assoupissant un moment, pour se réveiller bientôt avec une nouvelle fureur, aussitôt que l'homme ralentissait ses efforts : semblables au serpent de Lerne, ou plutôt véritables hydres eux-mêmes; car nous ne pouvons méconnaître dans cette fable une représentation allégorique de l'influence meurtrière des effluves marécageux.

On peut regarder comme un traité précieux de police médicale l'élégant et savant livre de Vitruve sur l'architecture. Des lois, des réglemens rendaient obligatoire presque tout ce que Vitruve conseille, et des magistrats, appelés édiles, étaient chargés de veiller à leur exécution.

Puisque je viens de mentionner une des garanties que la science réunie au pouvoir (c'est de ces deux élémens qu'un gouvernement est toujours censé composé), que la science réunie au pouvoir se donnait de la mise en pratique des préceptes hygiéniques, je crois qu'il ne sera pas sans intérêt de parcourir les diverses révolutions que l'hygiène a subies sous ce rapport.

Tant que le pouvoir religieux est uni au pouvoir civil, les préceptes hygiéniques font partie de la législation religieuse; et le prêtre a le droit de s'assurer par lui-même de leur exécution. Sa sollicitude l'y incite à cette époque plus que jamais; son zèle est paternel comme son autorité : tout repose encore sur des intérêts de famille. Les premières sociétés ne constituent que de très-petits peuples, de mœurs simples et pastorales; s'ils sont déjà divisés en tribus, ces tribus sont pleines des souvenirs de leurs patriarches.

Dès que le gouvernement est distinct de la religion, quand ses bases s'élargissent et sont calculées pour des villes, des provinces, des États; en un mot, quand les individus ont disparu devant les masses, le magistrat civil est le seul qui surveille l'exécution des lois hygiéniques. Outre les édiles affectés à la police médicale, les Romains avaient d'autres magistrats célèbres sous le nom de censeurs : l'hygiène privée était du domaine de ceux-ci, aussi bien que les mœurs; car l'hygiène est un instrument de morale. Tout le monde connaît les reproches et la punition infligée par Caton le Censeur à ce chevalier romain, qui mettait son cheval au régime et qui ne s'y mettait pas lui-même. Sans doute que les Grecs avaient des magistrats chargés de fonctions semblables; car des lois comme celles de Solon ou de Lycurgue, toutes dans l'intérêt de la patrie ou de l'État, devaient froisser bien des intérêts individuels, et comme telles être sujettes à de fréquentes violations. La publicité de la vie des Spartiates rendait cette surveillance facile. Dans Rome républicaine, l'enceinte d'une maison n'arrêtait pas le censeur; son œil sévère poursuivait sans cesse le citoyen, et des punitions ou des remontrances suivaient de près la moindre infraction aux lois.

Enfin, arrive une troisième époque où l'hygiène privée n'est plus du domaine du législateur, parce que la loi abandonne tout ce qu'elle ne peut ordonner. La liberté individuelle, ce besoin nouveau d'hommes affranchis des chaînes du fatalisme, est le premier et le plus impérieux des besoins de la société moderne. Dans l'antiquité et pendant plusieurs siècles du moyen âge, la morale était intéressée à ce que la maison du citoyen fût ouverte au censeur, qu'elle fût, pour ainsi dire, transparente : aujourd'hui, la morale permet que nos maisons soient opaques. Choisir en vertu d'un libre arbitrage est notre plus vive jouissance, quand même ce choix nous ferait négliger le bien. La maison est la citadelle du citoyen ; mais la sollicitude du magistrat peut s'arrêter à la porte ; les lumières individuelles nous montrent le bon ; la conscience est là pour nous y attacher.

Cette révolution, entièrement due au christianisme, n'a pourtant éclaté que lorsque les disputes religieuses ont été mêlées d'efforts pour l'émancipation des peuples. Si la morale y a beaucoup gagné, nous allons voir qu'il n'en est pas de même de l'hygiène.

D'abord, si nous étudions l'état de la science par la comparaison des livres les plus anciens avec ceux du commencement des temps modernes, c'est-à-dire du quinzième siècle, nous y trouverons plutôt de la décadence que des progrès.

Tout le fond de l'hygiène se trouve dans les ouvrages d'Hippocrate : quatre siècles après, Celse n'a fait que mettre ces matériaux dans un ordre plus régulier et plus clair. Galien, les Arabes, l'école de Salerne et les savans du moyen âge n'ont fait que répéter Hippocrate, avec la simplicité de moins et des subtilités de plus. Ce long règne de dix-huit cents ans n'est pas ce qu'il y a de plus surprenant dans la fortune de l'école grecque; ce qui doit nous étonner davantage, c'est que sa réputation était bien méritée; que les résultats qu'elle avait obtenus étaient immenses par eux-mêmes, à plus forte raison en les comparant à l'exiguité des moyens et des instrumens par lesquels ils avaient été obtenus.

L'hygiène se compose de trois parties distinctes : l'étude de l'homme, celle des agens qui le modifient, et celle de ces modifications. Or, cette troisième partie est l'X d'une équation, qui ne peut être connue qu'autant que la valeur des deux premiers termes est fixée.

Toute féconde qu'elle est, l'expérience et l'observation de l'homme malade n'avaient pas encore amené l'école d'Hippocrate à la formation d'une théorie des fonctions vitales. Quant aux agens physiques, tous étaient inconnus faute d'instrumens avec lesquels on pût les étudier directement. Le peu qu'on en avait appris était dû au hasard ou bien à l'observation des effets produits par ces agens sur les animaux et sur l'homme. On avait vu des épidémies régner concurremment avec certains vents. Des prêtres, au-dessus de leur siècle et de leur état, au lieu de lire l'avenir dans les entrailles des victimes choisies dans certains pays, y observaient certains engorgemens ou développemens extraordinaires de tel ou tel organe, et le médecin attribuait la maladie de l'homme au vent qui avait soufflé, et le prêtre attribuait à la mauvaise qualité des eaux, de l'air et des pâturages, l'engorgement qu'il avait vu dans les entrailles du taureau et de la brebis offerte en sacrifice. Cette déduction, outre qu'elle était une pétition de principe, offrait la base la plus large aux théories erronées; le génie seul pouvait jeter un pont sur ces abîmes.

Empédocle arrête une épidémie, en faisant murer une gorge étroite par où un vent chargé d'émanations marécageuses soufflait sur la ville d'Agrigente ; Guyton-Morveau a désinfecté l'air des prisons, des vaisseaux et des hôpitaux, en y dégageant du gaz acide muriatique oxigéné.

La vie toute entière de la science, de l'art hygiénique, et peut-être de la civilisation, se trouve entre ces deux hommes ; et pourtant la découverte d'Empédocle se rapproche autant de celle de Guyton par son génie que par son utilité !

Constituée comme science, l'hygiène ne peut donc être datée que du moment où l'on a possédé des instrumens d'expérimentation. On a coutume de rapporter cette époque à la publication des premiers essais statistiques de Sanctorius, constatant les pertes du corps par la transpiration. Depuis, chaque année, chaque jour a été marqué par quelque progrès utile, parce qu'il a été signalé par quelque découverte importante. Enfin, depuis la création de la chimie pneumatique, le domaine de l'hygiène publique est devenu si vaste, qu'il fait l'objet d'une science particulière, et occupe une place très-importante dans la sollicitude de tous les gouvernemens. Dans le courant de nos leçons, nous lui ferons de fréquens emprunts; il serait peu utile et fort long d'en exposer ici les généralités. Desséchement des marais, lois sanitaires relatives au commerce et aux professions, hôpitaux, secours à domicile, quarantaines, lazarets.... L'indication seule des matières principales vous fait entrevoir une mer sur laquelle, eussiez-vous toute la sagesse de Salomon, vous ne pourriez pas plus que lui suivre la trace d'un esquif rapide et léger.

Mais encore une fois, l'hygiène privée a tiré fort peu de profit de cette heureuse révolution.

L'empirisme avait fourni aux Anciens un grand nombre de pratiques utiles. Les lumières des temps modernes en ont proposé d'autres, et ont donné des théories satisfaisantes de toutes. Mais chez les Anciens comme chez les Modernes, l'hygiène n'a occupé d'une manière suivie que des hypocondriaques, des désœuvrés ou des systématiques, qui auraient mieux fait de raccommoder leur esprit et leur santé par des remèdes convenables que de la conserver dans l'état par le régime. Ce malheur a tenu autant à la légèreté des disciples qu'à l'obscurité du langage des maîtres : Hippocrate recommande de dépasser une fois tous les mois la dose habituelle des alimens et des boissons, et les hommes intempérans de tous les pays se sont appuyés de l'autorité d'Hippocrate pour s'enivrer tous les jours. Pythagore et Aristote font un précepte universel de la tempérance, et, hors des institutions pythagoriciennes ou des couvens, quelques mois d'observation stricte de ce précepte, s'ils n'altèrent pas la santé de l'homme le plus vigoureux, le placent tout-à-fait en dehors de la société; car de deux choses l'une : l'esprit ne tarde pas à suivre la léthargie végétative du corps ; ou bien, s'il travaille encore, il n'est occupé que des calculs rétrécis de l'égoïsme ; alternative à laquelle Platon déclare avec juste raison qu'on ne peut accorder que la pitié ou le mépris.

Enfin Celse, le plus heureux de tous les auteurs dans la rencontre de la vérité et de l'expression sous laquelle il fallait la présenter à la multitude, Celse, qui recommande de prendre modérément de tout, même de la modération, n'a fait qu'un jeu de mots que beaucoup de médecins et de philosophes ont répété, et dont les gens qui avaient à conserver une santé délicate se sont moqués comme d'une espèce de système de bascule destiné à cacher une science pauvre et un esprit indécis. Les gens dont la santé est robuste ne veulent point consentir à imposer des soucis à leur esprit et des assujettissemens à leur corps pour prévenir un mal problématique. La médecine et ses remèdes fournissent toujours en perspective une ressource contre les accidens imprévus. Ainsi, l'hygiène privée se trouve peu à peu, et surtout dans les temps les plus éclairés, reléguée dans le domaine de ces théories dont chacun s'occupe une fois en sa vie, mais d'une manière spéculative. Parmi ceux qui osent l'appliquer, les uns se donnent, par les privations, le calme et la tempérance, une santé souple comme le roseau, mais comme lui frêle et inutile à la société, car elle amène avec elle un cercle d'idées étroit et uniforme. Les autres, espérant par des excès se rendre robustes comme le chêne, périssent comme lui de mort violente. Le moyen terme, qui est partout le chemin de la raison, n'est ici que celui du doute, car l'homme qui ne veut être ni tempérant ni intempérant, s'abandonne aux hasards de la vie sociale, sans s'inquiéter de l'hygiène et de ses préceptes.

Ni les maîtres ni les disciples n'ont placé la science sur son véritable terrein, parce qu'ils ne l'ont considérée qu'en elle-même. L'homme, et surtout l'homme social, est, comme on l'a dit, une intelligence servie par des organes. L'étude des modifications de ceux-ci est toujours incomplète, quand on l'isole des réactions qu'elles déterminent dans celle-là. L'hygiène est un instrument actif de perfectionnement moral; c'est par les réactions morales qu'a produit l'hygiène mal dirigée, que l'hygiène véritable a été discréditée. C'est en l'envisageant sous ce point de vue nouveau, que nous la rendrons à sa destination primitive, et que nous expliquerons les apparentes contradictions des hommes qui ont tracé ses préceptes.

Dans toutes nos actions, nous poursuivons le bonheur ou le plaisir; l'exercice de la sensibilité physique et morale, qui est la base de tous les deux, est pour le premier lent, continu, et, pour ainsi dire, inaperçu; dans l'autre, il est plus intense, et procède par saccades vives. Pour me servir d'une métaphore qui sera peut-être prise au pied de la lettre; la machine nerveuse, comme la machine électrique, tantôt verse doucement son fluide et tantôt en fait des décharges abondantes, rapides, accompagnées de chaleur, de flamme, de détonnation.

Dans ces deux cas, le moi, qui est actif et passif, conserve sa double nature. Actif en allant chercher les impressions, passif en les recevant, il redevient actif pour réagir sur les sensations et sur les idées. Mais, chose singulière! plus l'activité prédomine sur la passivité, et plus l'état de l'âme et du corps se rapproche du premier que nous avons décrit; et réciproquement, plus il arrive au moi d'impressions du dehors, et plus il se rapproche du second état. Le premier a une tendance prononcée à la fixité ou à la reproduction périodique des mêmes actes, c'est l'habitude avec son calme et sa voluptueuse monotonie. Le second ne se reproduit que par intervalles, et constitue chaque fois un état nouveau, surtout quand il interrompt le cercle du premier. Nous le voyons maintenant, le bonheur tient à l'habitude, le plaisir à la nouveauté. Les avantages de ces deux états sont arrangés de manière à s'augmenter les uns par les autres ; les inconvéniens, à se détruire réciproquement. Les entremêler dans de justes proportions est donc tout le secret de l'acquisition du bonheur et du plaisir. Appliquons cette théorie à l'hygiène : le raisonnement que nous allons faire pour un individu s'appliquera aisément à un corps social.

Un homme bien organisé au physique et au moral est soumis à un régime simple qui lui fournit juste la proportion d'alimens nécessaire à la réparation des pertes bornées que son exercice lui cause. Il est sans inquiétude pour l'avenir, car il n'y pense pas ; sans douleur, car les besoins bornés qu'il éprouve peuvent être satisfaits : il est donc heureux, si le bonheur est l'absence du mal physique et de la douleur morale. Admettons qu'il l'a été au commencement ; mais nous avons déjà vu combien l'habitude est despotique : ôtant jusqu'à la conscience du bonheur qu'elle donne, elle commence par lui ôter le désir de changer; plus tard, elle lui en ôte la force.

Maintenant, qu'à cet homme consumant ainsi son existence, sans regret du passé, sans inquiétude pour l'avenir, mais sans activité et sans jouissance du présent, il survienne une circonstance qui interrompe ses habitudes par une commotion profonde; que la nourriture lui manque au moment où il l'appéte le plus vivement, car ce n'est pas de l'abondance seule que nous voulons recevoir des leçons; qu'il en rencontre une plus grande quantité que de coutume; ou qu'elle soit d'une qualité nouvelle: une sphère d'idées jusqu'alors inconnues vient de s'ouvrir à son entendement; des ressources qu'il ignorait ont été le résultat de l'affaiblissement ou de la surexcitation de son corps: cet homme vient d'être révélé à lui-même. Ainsi, nous pouvons nous figurer un paysan né et élevé dans une humble cabane à laquelle le monde était borné pour lui, s'en échappant tout-à-coup et découvrant au-dehors, des montagnes, des vallées, des forêts, des précipices, en un mot la Suisse avec son éloquence sauvage, riche et imposante; tel encore le fils du matelot, montant pour la première fois sur le tillac d'un navire et mesurant l'immensité du ciel et de l'océan.

Ne nous le dissimulons pas, l'agent qui, selon toute probabilité, a produit ce résultat merveilleux, est celui que nous avons vu fournir au sauvage, par le hasard, une liqueur fermentée. Un commencement d'état social fournit beaucoup d'autres agens capables de déterminer les mêmes effets; et, comme il apprend en outre à les régulariser et les graduer, il les fait contribuer à leur tour au perfectionnement physique et moral de l'homme. Qu'on ne m'objecte pas les résultats tout contraires qu'amène trop souvent l'intempérance. Dans ces cas elle est devenue une habitude, et nous avons déjà vu les inconvéniens de l'habitude quand elle n'était pas souvent interrompue par la nouveauté. D'ailleurs c'est une mauvaise logique de condamner l'usage d'une chose en alléguant les inconvéniens de son abus.

On pourrait reprocher à mes spéculations de ne regarder qu'un état de civilisation grossière, et d'être sans intérêt pour notre état actuel, parce qu'elles n'offriraient aucune chance d'application. Pourquoi conseiller des essais individuels et nouveaux? Aujourd'hui, me dira-t-on, les influences morales ayant toute leur force et toute leur étendue, la force de l'exemple et du précepte suffit pour le plus grand développement des facultés de chacun. Observons d'abord qu'il y a de grandes différences dans les organisations primitives, et que ces différences doivent en amener de correspondantes dans l'éducation, ou plutôt dans la partie qui nous occupe plus spécialement, l'hygiène. Secondement, les préceptes généraux, tels qu'ils sont répandus, tendent, comme nous l'avons déjà vu, à établir l'empire de l'habitude sans le tempérer par celui de la nouveauté. Or, la nécessité de ce mélange est le seul précepte universel de l'hygiène privée; son application, pour être plus profitable, doit reposer sur la connaissance des circonstances individuelles: c'est par là, mais par là seulement, que les pratiques de l'hygiène donneront le plaisir et assureront le bonheur. Il faut donc que chacun s'observe, s'étudie, s'essaye. Nous avons vu quels avantages le sauvage retirait de la découverte des agens qui le faisaient échapper par la tangente du cercle de ses habitudes : ces avantages seront bien plus grands dans l'état de civilisation. Notre vie intellectuelle est un ressort, les premières expériences nous révèlent son existence, les suivantes le trempent et nous font connaître jusqu'où il peut être comprimé ou tendu. Dans les pays et les siècles civilisés, il est bien des génies qui s'ignorent eux-mêmes pour n'avoir pas usé de l'artifice que je propose. Il en est d'autres aussi de la gloire desquels sa mise en pratique a été l'instrument le plus immédiat après une heureuse organisation primitive.

Parmi les nombreux exemples que je pourrais citer, j'en vais choisir deux, qui seront d'autant plus probans, qu'ils sont pris pour ainsi dire aux deux extrémités des siècles de la civilisation. A Dieu ne plaise que je veuille comparer Pitt à Alexandre sous le rapport du génie. Mais tout le monde conviendra qu'ils se sont merveilleusement ressemblés dans leur amour pour le pouvoir. Il est un autre point de ressemblance assez singulier. Pitt fut élevé pour un ministère, la position de son père lui en assurait la possession aussi bien que le droit de la naissance assurait un trône au fils de Philippe de Macédoine. Dans des circonstances différentes ils auraient été l'un et l'autre, sinon des hommes ordinaires, du moins des citoyens paisibles; mais dès leurs premières années tous deux avaient mesuré l'immense carrière qui s'ouvrait à leurs yeux. Dans la complexion de leur esprit il y avait tout à la fois l'ambition qui les poussa à la parcourir jusqu'au bout, et le scrupule qui suscita sans cesse des obstacles à l'exécution de leurs plans.

Verser le sang de ses semblables répugne à tout le monde; Alexandre éprouva d'abord cette répugnance. Il dut la sentir diminuée en sortant de table; car le goût pour les excès de boire et de manger s'accrut avec la soif des conquêtes. Est-il croyable que pour une âme comme celle d'Alexandre les jouissances grossières fussent autre chose qu'un instrument? Hélas! il fut merveilleusement docile. L'admirateur des chefs-d'œuvre du génie, le consolateur des affligés, l'apôtre de la civilisation trouvait dans l'ivresse la force de sacrifier l'humanité et l'amitié. Le sang de ses convives, de ses amis, souilla la table de ses festins. Redevenu calme et maître de ses sens, il réduisait dans de justes bornes le courage que l'intempérance lui avait révélé !

Pitt ne pouvant user d'épreuves aussi violentes, et n'ayant jamais à être instrument actif de son ambition, dut vaincre ses répugnances plus imparfaitement. Elles se réveillaient chaque jour, car il leur livrait des combats journaliers. Détruire des états, sacrifier des milliers d'hommes pour des prétentions injustes, compromettre le salut de son pays, voilà des obstacles dont la raison, dont l'humanité s'effrayait d'abord ; colorer ces vues des dehors du patriotisme, de la justice, de la philanthropie, devant l'élite d'une nation éclairée, était une tâche non moins faite pour intimider. L'intempérance soutint Pitt dans le cabinet : elle le soutint à la tribune !

Plus est déplorable le but auquel nous venons de voir employer les ressources de l'hygiène, plus il montre la puissance de ces ressources. Si elles ont réussi quand tout devait paralyser leur action, quelle confiance ne mériteront-elles pas lorsqu'elles deviendront auxiliaires de la raison et de la justice! Ainsi peut être rassuré quiconque craindrait de voir l'hygiène devenir le prétexte de honteuses dégradations, soit par les irrégularités qu'elle conseille, soit par la voie d'expérimentation que j'ai paru affectionner. Ayant à appuyer mes préceptes sur des exemples, je les ai choisis de préférence dans la diététique, parce que c'est elle qui fournit les agens les plus nombreux et les plus familiers à tout le monde. C'est elle aussi dont les influences morales sont les plus promptes à cause des sympathies actives et universelles de l'estomac.

Mais nous verrons dans la suite de ce Cours que les autres modificateurs de l'économie vivante offrent des ressources aussi nombreuses, quoique plus lentes dans leurs effets. Nous le verrons surtout pour l'exercice des facultés intellectuelles. L'application de la doctrine de l'habitude et de la nouveauté y produira des résultats aussi importans que dans la diététique. Peut-être rendra-t-elle à bien des esprits de la jeunesse et de la vigueur en ouvrant de nouvelles sources d'inspirations, en leur donnant l'assurance et la hardiesse qui résultent d'une connaissance plus complète de soi-même. Car, avouons-le, combien est-il d'écrivains qui, comme Montesquieu, aient cherché les proportions de la quantité et de la qualité des produits de l'intelligence avec la continuité ou l'intermittence du travail? Ce n'est qu'après six heures d'une méditation suivie sur le même sujet, que ce grand homme était satisfait des pensées qu'elle pouvait produire. Il aurait eu plus de rivaux, si un plus grand nombre d'écrivains avait le courage de sacrifier, comme lui, les produits mal élaborés, et de pousser la méditation jusqu'au moment où elle fait découvrir des régions inconnues. Mais quand l'espérance ne soutient pas les efforts, l'esprit se fatigue bientôt, la vanité se contente d'une ambition étroite, la paresse l'emporte, et le travail demeure prosaïque et vulgaire comme la vie de ces hommes indifférens, qui ne se sont jamais levés avant le soleil, et qui tous les soirs, quand le jour finit, s'enferment dans leur demeure ou dans leur couche, sans se douter que la nuit, qui roule sur leur tête, déploie le spectacle majestueux de ses ombres immenses, de ses mille constellations et de ses douteuses clartés.

Disons donc, en nous résumant, que les habitudes sont utiles, indispensables même, puisqu'elles constituent le bonheur; mais leur tendance est despotique : elles font perdre la conscience du bonheur qu'elles donnent; elles rendent le corps incapable de supporter le changement : il faut donc que la nouveauté s'y mêle souvent pour interrompre leur prescription.

Il est consolant de croire que la pratique de ces préceptes est plus familière que leur théorie. Dans la société, comme elle est constituée aujourd'hui, l'habitude et la nouveauté sont mêlées de manière à s'améliorer réciproquement. Nous n'avons qu'à régulariser ce que le hasard met à notre disposition.

Avec le haut degréde civilisation où nous sommes parvenus, on peut dire que l'agitation de la guerre règne sans cesse au physique comme au moral. Sans provoquer les combats, mettons-nous à même de les soutenir; en un mot, que notre esprit soit capable d'un effort, que notre corps puisse supporter un excès; sans cela, nous serions comme des soldats qui feraient très-bien l'exercice, mais qui reculeraient au feu.

FIN.

Imprimerie de GUEFFIER, rue Guénégaud, n°. 31.

www.ingramcontent.com/pod-product-compliance
Ingram Content Group UK Ltd.
Pitfield, Milton Keynes, MK11 3LW, UK
UKHW022101170726
13837UKWH00003B/1039